婴幼儿常见问题及指导

方光光 曾春英 王雪莱/主编

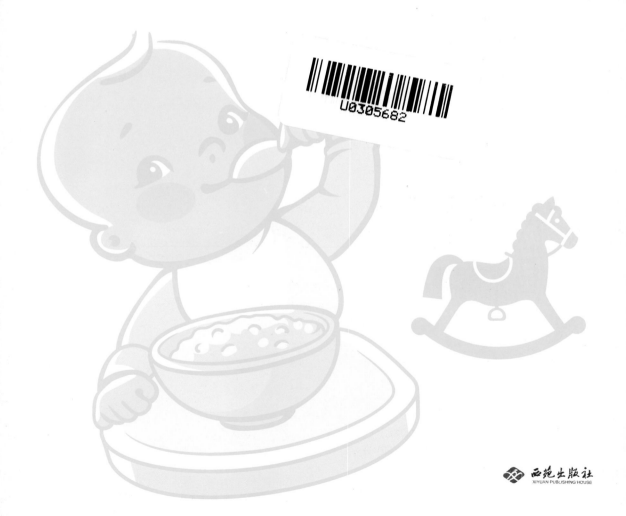

西苑出版社
XIYUAN PUBLISHING HOUSE

绿色印刷　　保护环境　　爱护健康

图书在版编目（CIP）数据

　　婴幼儿常见问题及指导 / 方光光，曾春英，王雪莱主编 . — 北京：西苑出版社，2020.9

　　ISBN 978-7-5151-0740-0

　　Ⅰ . ①婴… Ⅱ . ①方… ②曾… ③王… Ⅲ . ①婴幼儿 – 保健 Ⅳ . ① R174

　　中国版本图书馆 CIP 数据核字 (2020) 第 129703 号

婴幼儿常见问题及指导

YINGYOU'ER CHANGJIAN WENTI JI ZHIDAO

出版发行	西苑出版社
通讯地址	北京市朝阳区和平街 11 区 37 号楼　　邮政编码：100013
电　话	010-88636419　　E-mail：xiyuanpub@163.com
印　刷	三河市嘉科万达彩色印刷有限公司
经　销	全国新华书店
开　本	880 毫米 ×1230 毫米　1/24
字　数	44 千字
印　张	4.5
版　次	2020 年 9 月第 1 版
印　次	2020 年 9 月第 1 次印刷
书　号	ISBN 978-7-5151-0740-0
定　价	26.00 元

（图书如有缺漏页、错页、残破等质量问题，由印刷厂负责调换）

编 委 会

顾　　问：周洪宇　霍力岩

总 主 编：方光光　乔莉莉

副 主 编：曾春英　沈千力

主　　任：周宗清　万　智

副 主 任：陈志超　焦　敏　王　蕾

委　　员：江中三　左　军　吴　伟　胡明亮　杨兴兵　王力军　陈冬新
　　　　　杨　燕　刘　华　李瑞珍　李　丹　王雪琴　崔小琴　沈千力
　　　　　肖　志　蒋邓鋈　邓文静

专家团队：湖北省学前教育研究会·科学育儿指导中心
　　　　　湖北省融合出版工程技术研究中心
　　　　　武汉大学
　　　　　湖北幼儿师范高等专科学校
　　　　　武汉市妇幼保健院
　　　　　武昌区妇幼保健院

目 录
CONTENTS

小儿舌系带过短怎么办？ /3

哪些疾病会引起发热？ /5

什么是扁桃体炎？ /8

什么是"红眼病"？ /10

眼屎多是异常吗？ /11

婴儿经常眼泪汪汪是异常吗？ /13

小儿斜视为什么要及早防治？ /14

婴儿患化脓性中耳炎有什么表现？ /16

小儿鼻出血时应怎么处理？ /17

小儿睡眠时打鼾应注意什么？ /18

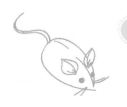

小儿患"地图舌"怎么办？ / 20

婴儿出生时就有"马牙"正常吗？ / 23

婴儿咳嗽就是感冒了吗？ / 24

婴儿呼吸声异常是急性喉炎吗？ / 26

怎样护理上呼吸道感染的患儿？ / 28

婴儿为什么会吐泡泡？ / 30

怎样护理肺炎患儿？ / 32

如何给婴儿测量体温？ / 34

婴儿口唇发青是患有先天性心脏病吗？ / 36

婴儿血管瘤有什么样的表现？ / 38

婴儿溢奶与呕吐有什么不同？ / 41

婴幼儿为什么容易发生腹泻？ / 44

婴幼儿腹泻有什么危害？ / 45

腹泻的婴幼儿吃什么好？ / 47

小儿厌食是怎么回事？ / 50

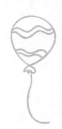

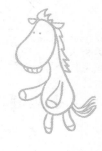

小儿肚脐眼为什么会鼓出来？ / 52

怎样预防小儿肠套叠？ / 53

婴儿大便有血丝严重吗？ / 55

婴幼儿营养性贫血有哪些表现？ / 57

婴幼儿缺乏维生素A时有什么症状？ / 59

佝偻病对儿童健康有哪些危害？ / 61

佝偻病有哪些症状？如何防治？ / 62

婴儿营养不良是怎样发生的？ / 64

婴儿常趴着睡影响健康吗？ / 66

如何在早期发现先天性髋关节脱位？ / 68

如何预防意外伤害？ / 70

常见窒息原因及处理方法是什么？ / 72

婴儿在家中坠床如何紧急处理？ / 75

烫伤了怎么办？ / 77

哪些情况会影响婴儿的生长？ / 78

婴儿到底怕冷还是怕热？ ／80

婴儿发生腹痛怎么办？ ／82

如何预防婴儿患尿布疹？ ／84

小儿发生惊厥怎么办？ ／85

哪些疾病可引起小儿尿频？ ／87

流行性腮腺炎有何危害？ ／88

怎样预防传染病？ ／90

婴儿睡觉时频繁扭动并发出痛苦的"嗯嗯"声

该怎么办？ ／93

小儿肥胖症也是病吗？ ／95

小儿常见的皮疹有哪些？ ／97

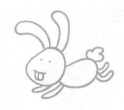

婴幼儿常见问题及指导

小儿舌系带过短怎么办？

　　小儿舌系带过短，主要表现为舌不能伸出，舌前伸时舌尖部形成W状，中间舌线牵连舌头，使舌不能上抬，触不到前牙上腭，舌也不能向上卷。有这种情况的小儿说话时对个别字音如姥姥、叔叔、姑姑等说不清楚，但不致不会说话。

　　有些小儿说话大舌头，说话时鼻音重，多半是舌头圆大而蠕动不灵，或上腭弓高（即上腭深有凹陷）、鼻腔小容易发生鼻音，这主要是骨骼发育不良所致，将来长大骨骼发育好了就能纠正过来，与舌系带长短无关。

　　小儿在6~7个月龄下前牙已萌出时，舌系带不下降仍附着于下前牙舌面龈缘处，使舌运动呈紧张状态，即为舌系带过短。有舌系带过短表现的小儿，应到医院请医生做切断手术，因这时舌系带较薄，行切断术后伤口出血少、愈合快，小儿不受痛苦，伤口也不结瘢痕，手术效果较好。有人主张在小儿出生时就做舌系带切断术，但这时小儿体弱，易受感染，又因新生儿每日长时间睡眠，不张口，舌活动少，伤口易再度对合而起不到手术的作用。还有的小儿为生理性舌系带短，待到6~7个月龄下前牙萌出后，牙龈向下长，舌系带就不显短了。如婴儿在3~4个月龄时出现舌系带过短的症状，吃奶受影响，做切断术也可以。小儿超过1岁后舌系带逐渐变厚，用简单的切断方法不适宜，因小儿不配合，切断后伤口大，不缝合则难以愈合，即使愈合伤口也易结疤，使舌仍伸不出，还须再次手术。一般小儿到6~7岁智力发育比较健全，能与医生配合好，再做舌系带延长术，切断后缝合效果较好。术后要帮助小儿经常锻炼伸舌，个别音发不清者会很快得到纠正。另外，舌系带短不一定都影响发音，有的小儿发音很清楚，不一定要手术治疗。

哪些疾病会引起发热？

发热俗称发烧，是指体温的异常升高。小儿很容易发热，很多病差不多一开始都是发热，所以是极为常见的症状。

小儿的正常体温可有一定的波动。清晨体温最低，傍晚最高，但相差不会超过1.2摄氏度。喂奶或饭后、运动、哭闹、衣服过厚、室温过高均可使小儿体温暂时升高；饥饿、热量不足，尤其是体弱小儿处于少动状态或保暖条件不佳时，体温可暂时降低。

这种短暂的、幅度不大的体温波动，只要小儿全身情况良好，又无症状、体征，可不考虑为病态。测体温的方法不同，测得的数值亦有所差别。正常小儿腋下体温一般为36~37摄氏度，腋表、口表和肛表所测得的数字依次相差约0.5摄氏度，也就是说腋表最低，肛表最高。一般来说，小儿在安静的情况下，腋下测温超过37摄氏度，口温超过37.5摄氏度，肛温超过38摄氏度，就可以认为是发热。

发热是生病时常见的一种症状。引起发热的疾病很多，从病因方面可分为两大类：

❶ 感染性疾病的发热

主要由细菌、病毒、真菌、寄生虫及其毒素引起。这些致热物质（病原体、毒素或病原代谢产物）经血流刺激体温调节中枢而导致发热，如麻疹、流行性感冒、流行性脑脊髓膜炎、乙型脑炎、疟疾等传染病，以及肺炎、败血症等非传染性感染性疾病。

❷ 非感染性疾病的发热

如果体内出现某些非感染性致热物质，也可刺激体温调节中枢而引起发热。如疫苗接种、输血、严重烧伤、创伤、恶性肿瘤或过敏性疾病等。

其他如中暑、脱水、颅脑疾病及损伤、甲状腺功能亢进等，也可能因不能及时散热或产热过多而导致发热。

什么是扁桃体炎？

扁桃体位于消化道和呼吸道的上端，具有重要的防御功能。扁桃体在婴幼儿时期较为发达，6~7岁后开始萎缩，10岁以后完全退化。通常所指的扁桃体炎是位于腭舌弓与腭咽弓之间扁桃体窝内的腭扁桃体因细菌侵袭引起的炎症。

急性扁桃体炎多数是在小儿感冒后，身体抵抗力降低，细菌侵入扁桃体而致病。发病时小儿感到发热、倦怠、咽痛、头痛。检查时可见扁桃体红肿，并附有黄白色斑点，或小窝内有较多的分泌物。严重者可形成扁桃体周围脓肿，体温升高，张口、吞东西都很困难，扁桃体周围红肿隆起，颌下淋巴腺肿大并有压痛。使用足量的抗生素治疗，效果良好。

若急性扁桃体炎反复发作，变成慢性扁桃体炎，扁桃体表面不平，长期隐伏着很多细菌，则可产生抗体而发生变态反应，并发许多严重的全身并发症，如急性风湿热、关节炎、风湿性心脏病、急性肾炎、心肌炎等。故反复发炎形成慢性病灶的扁桃体应考虑摘除，以减少并发症的发生。

什么是"红眼病"？

　　红眼病在医学上称为急性结膜炎，是由细菌感染引起的，可经手、手帕、毛巾、脸盆、枕套、被子、玩具、门把手传染给别人。发病很急，表现为眼睛红、痛、痒、怕光、流泪、眼屎多等现象。本病传染性很强，往往在家庭内或托幼机构中传播。预防的方法是讲究卫生，一人一巾，分盆分水洗脸，不用他人手帕，勤洗手，对患红眼病的儿童暂时隔离并用抗生素（氯霉素或青霉素）或磺胺类眼药水点眼，晚上可涂红霉素眼药膏，眼屎多时可用淡盐水冲洗眼睛。一般3~5天即可治愈，预后良好。

眼屎多是异常吗?

眼屎主要是由睑板腺分泌的油脂与进入眼球的异物等混合在一起形成的。由于婴儿新陈代谢较成年人更旺盛,其眼屎也就相对较成年人多。导致眼屎多无外乎以下几种原因:

❶ 眼睫毛的刺激

正常的婴儿,2~3个月大时,早上醒来眼睛上可能有些白色的眼屎,这是因为这个时期眼睫毛容易向内生长,眼球受到摩擦刺激就产生了眼屎。一般1岁左右,睫毛会自然向外生长,眼屎便渐渐少了。消除的方法:平时可用温毛巾擦干净,也可以用棉签沾2%的硼酸溶液,从内眼角向外眼角轻轻擦拭干净。

❷ 婴儿新陈代谢旺盛

中医认为婴儿体内易"积热"，此时眼屎也相对较多。常伴有怕热、易出汗、大便干燥、舌苔厚等症状。消除的方法：平时多喂水，必要时到医院就诊。

❸ 细菌感染

如果婴儿突然有很多眼屎，且为黄色，同时还伴有眼充血、发红，则可能是由于细菌侵入泪囊，并在里面繁殖，产生脓性物填满整个泪囊，无法排泄而堆积在眼角。这就有可能并发角膜炎，角膜可由黑变白形成白斑，若不及时治疗会影响婴儿的视力发育。

婴儿经常眼泪汪汪是异常吗?

　　如果婴儿只是一侧眼分泌物多，色淡黄白，或者仅一侧眼常表现为"泪汪汪"，那就是泪道阻塞的可能性较大，建议给婴儿先做泪囊按摩，方法是：用拇指由内眦处沿鼻梁向下稍用力按压至鼻翼处，每日5次，每次5~10下。如果经泪囊按摩泪汪汪的情况没有得到改善，则可能需行泪道探通术，以婴儿3个月大时做手术为佳。

小儿斜视为什么要及早防治？

　　小儿斜视，也叫斜眼，一般在5岁前发病，多因屈光不正以致调节与辐辏功能失调而造成。如小儿远视，常可引起调节性内斜视，而部分患儿外斜视可能与近视有关。

　　斜视患儿一只眼睛注视目标时，另一只眼睛的视线偏斜在目标的一边。两只眼睛看东西不一致，一个物体被看成两个。为了消除这种干扰，大脑就主动抑制斜视眼所看的物像，而长期用不斜的眼睛看东西，这样就会引起斜视眼视力下降，时间长了便形成弱视。

　　小儿发生斜视，应及早治疗。先要通过散瞳验光，配戴合适的眼镜，在医生的指导下进行各种训练、治疗，大部分患儿的视力及斜视能逐渐得到改善和纠正。

有的配镜后仍有斜视，就需考虑手术矫正。有些家长认为小儿斜视不影响玩和学习，认为没关系，等长大一些再手术矫治也不迟。这种想法是错误的。治疗小儿斜视，不仅是为了外观，更主要是为了维持视觉的正常功能。斜视患儿除外观畸形外，还存在一系列复杂的功能问题，如斜视患儿的斜视眼多有弱视，没有完善的立体视觉，将来无法从事需要较好视力的精细工作，这对小儿长大以后的学习和就业都有很大限制。如果在小儿斜视开始时及早治疗，是能够治愈或防止其继续发展的。小儿正处于视觉系统的发育阶段，这时抓紧治疗，就可能使小儿获得立体视觉。因此，有斜视患儿的家长切不要错过为小儿治疗的有利时机。

婴儿患化脓性中耳炎有什么表现?

　　婴儿患急性化脓性中耳炎时，耳痛剧烈（自己用手抓耳，哭闹，不吃奶），并伴有高热、头痛、呕吐或腹泻、听力减退的现象。当耳膜穿破后，中耳里的脓便会向外流出，耳痛也会减轻。如果治疗不及时或治疗不当可演变为慢性中耳炎，耳里反复流脓，听力受损，甚至还可并发化脓性脑膜炎、脑脓肿而危及生命，故必须注意早期诊断、早期治疗。

　　预防措施：一是避免感冒，擤鼻涕时注意不要两个鼻孔一起捏，给婴儿喂奶时抱起来喂，避免细菌通过咽鼓管进入中耳；二是洗澡、洗头时不要把水弄入耳内；三是不要随意挖耳，损伤耳膜。

小儿鼻出血时应怎么处理？

　　小儿鼻出血的原因很多，常见的有外伤、鼻炎、鼻腔异物、上呼吸道感染、急性传染病（如麻疹、猩红热、伤寒、流行性感冒等）、出血性疾病（如各种紫癜、白血病、血友病等）、营养障碍或维生素缺乏，少数原因不明。

　　鼻出血时，首先让小儿不要惊慌，再判明血是从哪里流出的。一般鼻腔前下方内侧血管丰富，是容易出血的部位。若是该处血管破裂，可用干净的棉花、小纱布块堵在鼻腔内压迫止血，再配合冷敷（在前额、鼻部放置用凉水浸泡过的毛巾）可止血。切不可用纸卷、树叶、泥土块等物品堵塞鼻孔。经鼻腔堵压如仍出血不止的，应送医院处理。

小儿睡眠时打鼾应注意什么？

　　小儿打鼾是由腺样体肥大引起的。腺样体是生长在鼻咽部的一组淋巴组织，它具有一定的免疫功能。随着年龄的增长，腺样体逐渐萎缩，到青春期即基本消失。

　　有些小儿腺样体肥大，可将小儿鼻咽腔堵塞，造成小儿呼吸不畅，尤其晚间睡眠时，全身肌肉松弛，舌头向咽腔坠落，更会加重咽部通气障碍。小儿便会张口呼吸、打鼾，睡不安静，甚至出现呼吸暂停的现象。久而久之，慢性缺氧可导致小儿发育不良，智力发育受影响，反应迟钝，面容呆滞，牙齿咬合不良，门齿外突，鼻唇沟变浅，上唇变厚而上翘，小儿表现出一种特殊的面貌，医学上叫作"腺样体面容"。尤其值得注意的是，有些小儿由于腺样体肥大，阻塞了咽鼓管的鼻咽部开口，还会引起不同程度的听力障碍。因此，小儿打鼾不可忽视，要到医院的耳鼻喉科检查，确诊为腺样体肥大者，则需尽早手术切除。

如小儿扁桃体过度肥大，也会使咽腔变狭小，造成小儿打鼾，此种情况也应尽早切除扁桃体。

小儿患"地图舌"怎么办？

　　舌为口腔内活动最多的器官，它对于咀嚼及说话都起着重要作用。舌背黏膜很特殊，表面粗植有很多大小不一的乳头状突起，舌前部为舌体。

　　舌体上有如下三种乳头：

❶ 丝状乳头

　　丝状乳头为黄白色的刺状突起，数目最多，乳头尖端有上皮角化层，脱落的角化细胞即在舌表面形成舌苔。

❷ 菌状乳头

　　菌状乳头的数目较少，散在丝状乳头之间，为圆形，头大颈细，上皮较薄，血管丰富，呈红色。

❸ 轮廓乳头

轮廓乳头沿着舌人字沟排列，在乳头侧方有很多味蕾，可分辨食物的滋味。

"地图舌"是指舌背上有不规则的圆形红斑，边缘呈黄白色，稍高起，形成一个个圆圈圈，形似地图样，故名"地图舌"。

由于舌部丝状乳头剥脱而形成红色脱皮区，其边缘为丝状乳头角化增厚所形成的黄白色隆起，脱皮斑初呈小点状，逐渐增大，发展成大块红斑，有时可自愈，也可间歇性发作，是舌背部一种浅层（即黏膜上皮表层）的游走性、慢性边缘剥脱性舌炎。其发病原因不明，主观症状不明显，无痛感，但有时患儿感到发痒，对刺激性食物敏感。

本病好发于体弱小儿。小儿患"地图舌"，可照常饮食，不影响生长发育，一般不需要治疗，到4~5岁时可自愈，也有的终生不愈，但也无关紧要。不过需要注意的是，如患"地图舌"的小儿同时患皮肤病，就要及时治疗。若小儿消化不良，食欲不振，舌部病变加重并伴有烧灼感或发痒者，可在医生的指导下应用乳酶生、酵母等助消化的药物，及时治疗消化系统疾病。

婴儿出生时就有"马牙"正常吗？

　　婴儿出生时就有的牙齿俗称为"马牙"，表现为多个白色牙齿状的硬点，这种不是真正的牙齿，而是一种上皮组织的残留，随着年龄的增长会逐渐消失，无须特殊处理。

　　另外一种则是真正意义上的牙齿，多见于一侧下颌的乳中切牙，极少数左右乳中切牙同时萌出。这种情况主要是因为婴儿的牙胚距离口腔黏膜很近，从而过早萌出，或者因为牙胚充血及牙胚周围炎症而使得牙胚异常急速生长所致。需要注意的是，如果出生时即有的牙齿有松动情况，就建议去医院拔掉，否则脱落后易致婴儿误吸到气管，导致严重后果。

婴儿咳嗽就是感冒了吗？

咳嗽是常见的症状，不但是保护呼吸道的一种反射，而且还有利于清除呼吸道的异物或分泌物。所以，当婴儿出现咳嗽症状时，避免盲目地选用药物治疗，要及时查明原因后对症治疗。

引起婴儿咳嗽的常见原因有以下几种：

（1）当喂养不当时，如吃奶过快或是过多、奶嘴孔太大等情况，加之婴儿的骺软骨发育不良，就容易引起婴儿出现呛咳的症状，这是一种保护性反射动作，所以，宝妈不用惊慌。

（2）当婴儿对某些物质过敏，也容易引起咳嗽症状，但常常伴有哮喘等症状，所以需要结合伴随症状明确诊断。

（3）其他原因，如支气管炎、肺炎、咽喉炎、支气管异物、环境不适应等都容易引起婴儿出现咳嗽症状。

当婴儿出现咳嗽时，可作以下处理：

（1）在咳嗽期间要注意环境温度变化不要过大，避免室内干燥，多饮水，饮食要以清淡的食物为主。

（2）如果是由呛咳引起的，婴儿平时吃奶后要注意竖抱且轻拍背，避免婴儿吃奶过快或是过多。

（3）如果是由呼吸道感染性疾病引起的，则应及时到医院就诊。

婴儿呼吸声异常是急性喉炎吗？

　　婴儿急性喉炎多起病急，病情进展快，主要表现为声嘶、喉鸣、犬吠样咳嗽、吸气性呼吸困难等。早期以喉痉挛为主，声嘶多不严重，表现为阵发性犬吠样咳嗽或呼吸困难，严重者面色发绀、烦躁不安、鼻翼扇动，出冷汗，脉搏加快等症状。白天症状较轻，夜间加重。但不是所有婴儿呼吸有怪声都是喉炎引起的，家长要学会从以下几种情况进行区分：

　　（1）呼吸道异物，有呼吸道异物吸入史。

　　（2）喉痉挛，常见于较小婴儿，吸气时可有喉喘鸣，声调尖而细，发作时间较短暂，症状可突然消失，无声嘶、发热等。

（3）喉部先天性疾病，如先天性喉软化症、喉软骨发育不良等喉部先天性疾病，该病有喉鸣、呼吸困难等表现，通过喉镜检查有助于鉴别。

怎样护理上呼吸道感染的患儿？

　　小儿患上呼吸道病毒感染，应该多注意休息，及时补充营养，不能乱用药，一般以加强护理为主。

　　主要护理的办法包括以下几个方面：

　　（1）房间要定期通风换气，保持室内空气清新。

　　（2）秋冬干燥季节，要注意提高居室内湿度。

　　（3）多注意休息、加强喂养，保证充足的水分。

　　（4）鼻塞严重时，要注意及时清理呼吸道分泌物，再用滴鼻液滴鼻。对因鼻塞而影响吸吮的小儿，应在喂养前的15分钟滴鼻，使鼻腔通畅，保证吸吮。

　　（5）密切注意体温情况，体温在38.5摄氏度以下时，可采取多喂水、勤洗温水澡等温和的降温措施；体温在38.5摄氏度以上时，可按医生的指导意见，给予退热药处理。

（6）及时更换汗湿的衣物，以保持皮肤清洁卫生。

（7）可自行监测小儿的呼吸次数，一旦呼吸次数超过小儿年龄对应的呼吸次数，建议即时到医院就诊。

（8）对咳嗽频繁、痰多的小儿要学会拍背以刺激痰液的排出。

（9）平时加强锻炼，提高免疫力。穿衣要恰当，避免过热或过冷。

婴儿为什么会吐泡泡？

婴儿吐泡泡的原因可能是以下几种情况：

（1）婴儿到3个月左右的时候，唾液腺慢慢开始发育，唾液的分泌量增加，但是婴儿的口腔相对较浅，吞咽能力较差，就会流口水和吐泡泡。

（2）当婴儿乳牙萌出时，小牙顶出牙龈往外生长，牙龈组织会产生轻度不适，刺激牙龈上的神经，反射性地增加唾液的分泌。由于此时婴儿还小，不能很好地将口水咽下去，所以流口水、吐泡泡的现象会很明显。

如果婴儿只是偶尔吐泡泡，吃奶好、精神反应好、呼吸平稳，无须太担心。

对于吐泡泡的婴儿，建议从以下几个方面做好护理：

（1）要及时清理口周分泌物，避免患上口水疹。婴儿排出的口水要用质地柔软的手帕或纸巾蘸干，不可用力去擦，以免损伤皮肤，造成"二次伤害"。

（2）要勤换衣物，家长要及时更换婴儿的衣服，最好再给婴儿垫上一块质地柔软、易清洗的口水巾，床单要勤洗勤晒，以免滋生细菌。

（3）如果婴儿口水流得特别严重，就要去医院检查，看看婴儿口腔内有无异常病症、吞咽功能是否正常。

怎样护理肺炎患儿？

　　对肺炎患儿的护理十分重要，良好的护理可使患儿的病情很快地好转，尤其是对病毒性肺炎患儿，更需注意护理。

　　肺炎患儿需要安静的环境，以保证患儿休息，因此，要避免在患儿居室内高声说话。患儿居室应定期开窗通风，以保证空气新鲜；不要在患儿居室内吸烟，因有害烟雾可使患儿呼吸道黏膜受损伤而增加痰液的黏稠度，不利于痰液的排出。要勤为患儿翻身，最好让患儿侧卧，因平卧时背部受压，不利于肺底部血液循环和炎症的吸收；而患儿平卧时横膈（指胸腹腔间相隔的一层肌肉）上升压迫肺底部，使该部肺泡含气量减少，不利于气体交换。患儿居室温度最好保持在20~25摄氏度，同时应注意保持适宜的湿度，特别是在冬春季节，空气中含水量减少，患儿吸入干燥空气不但损伤呼吸道黏膜，对痰液的排出也不利，一般可在地面泼热水或勤擦地，在暖气片上放湿毛巾，都可增加室内湿度。如患儿咳嗽厉害，可抱起拍背片刻，协助排出痰液，以减少刺激，必要时可喂服少量镇静药。患儿饮食，应以易消化的米汤、粥、牛奶、菜水、鸡蛋羹等为主，饮水量应充足。如患儿鼻塞，可用生理盐水洗鼻，避免张口呼吸造成口干舌燥、咽痛以致烦躁不安。

治疗细菌性肺炎患儿，可应用抗生素，视患儿病情的轻重选药。对不能进食的患儿，应及时补充液体、热量、营养液，必要时输血，并注意及时补充维生素。

如何给婴儿测量体温？

　　给婴儿测量体温是家庭护理的基本技能。不同的体温测量方式的具体方法如下：

❶ 腋下测温方法

　　解松婴儿衣服露出腋窝，把体温表水银端放在腋窝中央，将同侧手臂靠躯干挟紧体温表，将其固定，持续测温5分钟。

❷ 颈部测温方法

　　将体温表水银端横放于婴儿颈部皮肤的皱褶处，调整婴儿头部位置，挟住固定体温表，至少测温5分钟，能测10分钟更好。颈部测温不易固定，受气温高低影响也较大，准确性比腋下测温更差。

❸ 肛门内测温方法

先用酒精棉球消毒肛表水银端，再抹上少许食用油（煮沸后冷却），加以润滑，缓缓插入婴儿肛门约3厘米处，持续测温3分钟。肛门测温较皮肤测温为合适，但方法比较麻烦，常引起婴儿哭闹，不过必要时还得用肛门内测温。

注： 以上三种测量方法须注意在测量体温前，先要将体温表甩至35摄氏度以下。

❹ 红外线探头测耳温

近年来有采用红外线探头测耳温，只需1秒钟即可测得比较准确的体温，可用于新生儿推广应用。

婴儿口唇发青是患有先天性心脏病吗？

　　婴儿有没有先天性心脏病，要靠医生检查来确定。但是，如果家长了解先天性心脏病的主要表现，就可使患儿及早就诊。一般来说，患先天性心脏病的婴儿，因为其心脏发育畸形，如室间隔缺损、动脉导管未闭等，妨碍血液循环的正常进行，早在婴儿期就可有表现，如出气粗、呼吸快，特别是在哭闹、吃奶、排大便或活动后症状更严重。呼吸次数每分钟可达40~60次。食欲大多不好，食量也小，有时爱溢奶。当扩大的心脏压迫喉返神经时，可出现嘶哑的哭声。患儿特别容易感冒及患气管炎或肺炎，每到冬春季节更明显。因此，患儿的生长发育受到阻碍，一般都比健康的同龄婴儿发育慢，活动的耐力也差，容易疲劳。这些表现主要是由于心脏畸形、肺血量增多和心力衰竭造成的。

也有一部分患儿由于血液中氧含量过低，突出表现为青紫，医学上称"青紫型先天性心脏病"，如法洛四联症，患儿的口唇、手指和脚趾甲床甚至全身皮肤都明显发紫，严重的一出生就很明显。长期青紫的患儿，由于缺氧严重，微血管数目增多，静脉及微血管扩张，会使手指、脚趾末端变宽、变厚，形似鼓槌（故称为"杵状指"）。这种患儿还可能有缺氧性发作，发作时患儿烦躁不安，面色发紫加重，呼吸困难，甚至神志不清或惊厥，是一种需要紧急治疗的危险状态。当患儿逐渐长大并开始行走后，渐渐出现活动后喜欢蹲下休息片刻，然后再起立行走的现象。这些有特征的表现，在诊断上是有意义的。

还有一些先天性心脏病患儿，如房间隔缺损者，因心脏内缺损部分不大，在婴儿期可无明显症状，随着年龄的增长，心脏负担加重，才逐渐出现症状。

婴儿血管瘤有什么样的表现?

　　婴儿血管瘤的发生可能与母亲妊娠期应用黄体酮或接受绒毛膜穿刺、妊娠期高血压疾病及婴儿出生时低体重有关。共有如下三种不同的表现形式:

❶ 毛细血管型血管瘤

　　该肿瘤是由大量交织、扩张的毛细血管组成的。表现为鲜红或紫红色斑块。与皮肤表面平齐或稍隆起,边界清楚,形状不规则,大小不等。以手指压迫肿瘤时,颜色退去;压力解除后,颜色恢复。

❷ 海绵状血管瘤肿瘤

　　该肿瘤由扩大的血管腔和衬有内皮细胞的血窦组成。损害为大小不等之紫红、暗红或青红色结节或斑块，质软，血窦大小不一，有如海绵状结构，窦腔内充满静脉血，彼此交通。表面呈半球形或分叶状，压之体积可缩小，多为单发。组织病理示真皮下部和皮下组织的血管扩大成不规则的空腔，腔内充满血液。血管外膜细胞增生。表现为无自觉症状、生长缓慢的柔软肿块。头低位时，肿瘤因充血而扩大，恢复正常体位后，肿块即恢复原状。表浅的肿瘤，表面皮肤或黏膜呈青紫色。深部者，皮色正常。触诊时肿块柔软，边界不清，无压痛。挤压时肿块缩小，压力解除后则恢复原来的大小。

❸ 蔓状血管瘤

该肿瘤主要由扩张的动脉与静脉吻合而成。肿瘤高起皮肤呈念珠状或蚯蚓状。扪之有博动感与震颤感，听诊有吹风样杂音。若将供血的动脉全部压闭，上述之博动及杂音消失。

血管瘤的处理原则是：

（1）预防或治疗严重危及生命或功能的相关并发症。

（2）预防血管瘤消退后产生的畸形或面容缺陷。

（3）预防溃疡及感染，对已经产生溃疡的患儿，促进溃疡愈合，减少瘢痕产生，并缓解疼痛。

（4）避免对能够自行消退并且预后较好的病变进行过度治疗。

婴儿溢奶与呕吐有什么不同？

因为哺乳过多，或哺乳时吸入的空气较多，婴儿吃奶后不久常由口角回流出一些尚未凝固的乳汁，称为溢奶。给予喂奶指导，溢奶即可纠正。

呕吐则是一个病症，是指大口将胃内容物吐出，有时呈喷射状吐出，与哺乳并无直接关系。婴儿由于机体发育尚不成熟，特别是神经系统发育尚不完善，故不仅神经系统和胃肠本身疾病会出现呕吐症状，许多其他系统疾病和传染病（特别是早期）都可出现呕吐症状，必须引起注意。

除喂养不当所引起的呕吐外，呕吐常见于以下疾病：

❶ 消化道疾病

如消化不良、胃肠炎、肠道病毒感染等。

❷ 消化道梗阻

如幽门狭窄或梗阻、肠梗阻、肠套叠、肠扭转等。

❸ 神经系统疾病

如脑膜炎、病毒性脑炎等中枢神经系统疾病或脑脓肿、脑肿瘤等。

❹ 急性传染病

如流感、菌痢、百日咳等。

❺ 其他

如上呼吸道感染、高热、肺炎、寄生虫病、各种中毒（食物、药物等）、泌尿系统感染和败血症等均可引起呕吐。

反复呕吐会导致丢失大量的水分和电解质，可引起脱水和电解质紊乱。呕吐物不慎吸入呼吸道可继发呼吸道感染，甚至可引起窒息。

如遇婴儿吐奶或呕吐，在护理上应当注意以下几点。

（1）在诊断未确定前，应暂时禁食，给予少量温开水。

（2）正当呕吐时，应将患儿头部偏向一侧，以免吐出物吸入呼吸道而发生吸入性肺炎。

（3）如遇连续的、强烈的呕吐，应及早请医生诊治。

婴幼儿为什么容易发生腹泻？

每日大便4次以上，大便性状发生改变，粪质少、水分多，有酸臭、腐败异味，含或不含黏液、脓血，称为腹泻。

婴幼儿容易发生腹泻的原因是婴幼儿消化系统及神经系统发育不成熟，胃酸和消化酶分泌少，酶的活性低，不易适应食物质和量的较大变化；同时，婴幼儿生长发育快，所需的营养物质相对较多，胃肠功能经常处于紧张状态，易受各种因素的影响而发生消化功能紊乱。

婴幼儿神经系统调节胃肠道功能差，血液中免疫球蛋白水平低，免疫功能差，因而对感染的防御功能较低。致病微生物可随食物进入消化道，若器皿和食物被污染，即可致病。

婴幼儿腹泻有什么危害？

婴幼儿患腹泻，年龄越小，危险性越大。这是因为婴幼儿正处于生长发育阶段，新陈代谢旺盛，各器官功能发育不够完善，机体调节功能差，发生腹泻，极易出现脱水和电解质紊乱、酸碱失衡，危及生命，病情迁延可导致营养不良，影响婴幼儿生长发育。故对婴幼儿腹泻不能忽视。

预防的方法有以下几个：

（1）应鼓励母乳喂养，尤其是出生后6个月内应尽可能母乳喂养，因为母乳既富含营养又富含抗体，安全、卫生。

（2）人工喂养儿应注意饮食卫生，食具要消毒。

（3）添加辅食应循序渐进，从一样到多样，从少量到多量。

（4）注意冷暖，增强体质。

（5）发生腹泻的患儿，除病因治疗外，应特别注意水的补充，防止脱水。一旦出现体重减轻、精神萎靡、皮肤弹性减退、前囟和眼窝下陷、黏膜干燥、腹部凹陷、脉搏增快、尿量减少等脱水症状，应及时就诊并在医生的指导下口服补液盐或静脉输液。

腹泻的婴幼儿吃什么好？

　　饮食疗法是治疗婴幼儿腹泻的重要手段。下面介绍几种对婴幼儿腹泻有治疗作用的食品制作方法。

❶ 胡萝卜汤

　　胡萝卜500克，洗净切碎，加水少许煮烂，捣成泥，滤出菜汁，加水1000毫升，煮开即成。胡萝卜系碱性食物，并含有果胶，有促使粪便成形和吸附细菌、毒素的作用。

❷ 苹果泥

　　将苹果洗净，切成两半，用匙刮成泥食用。苹果的纤维较细，对肠道刺激小，并含有果胶、碱质和鞣酸，有吸附和收敛的作用，也可煮熟后食用。

❸ 焦米汤

米粉炒黄加水熬成糊状，加适量糖或盐即成。因焦米汤中淀粉已成糊精，易于消化，炒黄的米粉部分已炭化，具有吸附止泻的作用。

❹ 脱脂奶

可用市售脱脂奶粉加水配制，也可将鲜牛奶煮开晾凉，撇去上面的奶皮，然后再次煮开晾凉，撇去奶皮，如此反复去奶皮3次，即成全脱脂奶。脱脂奶可用于脂肪消化不良的患儿。因其营养价值低，不可长期食用。若仅去一次奶皮，即为半脱脂奶，适用于一般腹泻的婴幼儿。

❺ 酸牛奶

将鲜牛奶煮沸晾凉，在100毫升牛奶中加入10%的乳酸0.5~0.8毫升，或加入市售鲜橘汁6毫升，搅拌成均匀细小的颗粒即为酸牛奶。制成的酸牛奶不能再煮沸，否则会形成大的乳凝块，易堵塞奶嘴。可在每次喂哺前将制成的酸牛奶倒入奶瓶，连奶瓶一起放在热水中加温。酸牛奶易消化，能刺激消化液的分泌，同时有杀菌作用，适用于经常腹泻的婴幼儿。

❻ 稀释牛、羊奶

在牛或羊奶中按5%~10%的比例加入糕干粉（面粉、米粉也可），根据婴幼儿消化的情况，适当加水调匀煮开，用糖量酌减。这样可影响牛奶或羊奶的胶质状态，形成柔软而疏松的酪蛋白凝块，服用后易于消化。由于奶中加入了淀粉，能减弱乳类中糖的发酵作用。

小儿厌食是怎么回事？

有的小儿长期食欲低下，对食物不感兴趣，吃一顿饭很费劲儿，甚至望饭生厌，家长为此也非常忧虑。小儿为什么会厌食呢？可以从以下几方面找找原因。

如果小儿体质虚弱，首先要考虑有没有疾病，因为很多病都会引起消化道功能低下，消化液分泌减少，以致食欲不振，如营养不良性贫血、佝偻病、锌营养缺乏症、结核感染等。如有病即应积极治疗，病愈后，食欲也会好转。

若经医生检查未发现任何疾病，就要在其他方面找原因，如有无不良的饮食习惯，是否吃零食过多。若小儿经常吃零食，胃没有排空的时间，小儿经常处于不饥不饱的状态，没有饥饿感，自然食欲不佳。特别是如果在饭前给小儿巧克力、糖或饼干吃，虽然量不多，却会影响小儿的胃口。所以，如果小儿有不良的饮食习惯，一定要改正。

小儿生活不规律，饮食不定量，睡眠不足和缺少适当的活动，也会食欲不佳。因此，要教育小儿养成有规律的生活习惯，有适当的户外活动，每天有充足的睡眠。家长对小儿进餐也应有正确的态度。有的家长认为小儿吃饭多就对身体有好处，有时小儿吃得少，不去分析原因，而是采用强迫命令、连哄带骗的方法强迫小儿多吃，结果使小儿在心理上产生负担或反感，往往会使小儿的食欲更加不好。小儿一顿、两顿吃得少些，只要不是生病，家长就不必过于担心，待他感到饥饿时再吃，一般不会妨碍健康。千万不要因为小儿停餐一顿，就给他一大堆零食吃，这样反而更会影响下顿进餐，从而形成恶性循环。

小儿肚脐眼为什么会鼓出来?

　　有些小儿出生后肚脐眼会鼓出来，我们称为"小儿脐疝"。其形成原因主要是在胚胎发育过程中，肚脐周围的筋膜没有发育成熟所致。对患有脐疝的小儿，平时要注意尽量减少哭闹、咳嗽和防止大便干燥，以避免增加腹腔压力而加重脐疝的症状。一般来说，脐疝不用进行特殊处理，绝大多数在半岁左右可自愈。如果脐疝较大，脐部经常膨出较大肿物且不能还纳，小儿哭闹不止，可能为脐疝嵌顿，则应及时到医院就诊。

怎样预防小儿肠套叠？

肠套叠是小儿最常见的一种腹部急症。2岁以下、肥胖的小儿患此病最多。季节和本病的发生也有一定的关系，春季（3~5月）多见。肠套叠就是肠子近端的某一段，套入邻近远端的一段。此病发病急，往往一个肥胖健康的乳儿，突然哭闹不安，静止几分钟后又哭闹起来，反复发作。发病不久，就会呕吐。排血性大便是本病的重要表现，一般发生在6~12小时以内，这种血性大便很像果酱。做腹部检查时，还可以触摸到一个腊肠样的包块。患了肠套叠时，要立即停止进食，并把小儿及其排的血性大便，一并送医院检查。

肠套叠的发病机制目前还不完全明了，但一般都认为与肠子蠕动的正常节律发生紊乱有关系。所以，要尽量避免那些引起肠蠕动不协调的原因，如肠炎、腹泻、高热等。突然改变小儿的饮食品种，也是诱发肠套叠的常见原因之一。尤其在春季，改变小儿的饮食品种时要非常慎重。其他如肠寄生虫病、肠系膜淋巴腺的病毒感染，都可能与本病的发生有关系，应积极防治这些疾病。

婴儿大便有血丝严重吗？

当婴儿的腹泻是由感染引起时，会出现大便里有血丝的情况。如果婴儿同时伴有发热，或者大便有脓、黏液和未消化的食物，或者当婴儿突然出现大便中带有血丝，特别是当婴儿在便血的同时伴有呕吐、阵发性哭闹时等情况，建议及时带婴儿就医。除此之外，如果在婴儿没有腹泻时也出现大便中带血丝的状况，可能是以下的原因：

（1）在给婴儿补铁期间，很容易会在婴儿的大便中发现"血丝"。其实这并不是血丝，而是未能被吸收的铁制剂。也就是说，如果婴儿服用了含铁的多种维生素制剂或补铁的药物，其中的铁不可能全部被吸收，那么就会有少量经肠道排出。这时大便中可能含有黑褐色点状物，大便潜血会呈现阳性。这种情况与婴儿肠道发育或疾病无关，只要婴儿生长正常，就不必担忧。

（2）当婴儿的胃肠道黏膜受损如食物过敏时，也会发生大便中带有红色物质的现象，而此时大便检测潜血呈阳性，其中以小肠黏膜受损最为常见。造成肠道黏膜受损的原因有药物伤害、异物伤害以及某种食物过敏或不耐受等。对婴儿来说，对某种食物的不耐受反应是最常见的原因，其中牛奶是最普遍的"元凶"。

（3）由肛裂所致的血便，会在婴儿的大便中看到鲜血，并且血液是附着于大便表面的，通过检查可发现有红细胞。这种情况造成婴儿大便带血丝，婴儿多半会出现哭闹、排便费劲的情况，但大便不一定干结。因为婴儿的肛门括约肌发育不够成熟，收缩和舒张调解不够完善，经常出现排便过程造成的小裂口，导致大便带有少量鲜血。这时可在肛门处涂上适量护臀膏。

婴幼儿营养性贫血有哪些表现？

贫血是指单位体积中的红细胞、血红蛋白、红细胞压积低于正常水平，或其中之一明显低于正常水平。婴幼儿营养性贫血常表现为面色苍白、眼结合膜及指甲床苍白，食欲不振、精神委靡，易烦躁，注意力不集中。实验室检查血红蛋白低于110克/升，红细胞350万单位以下。

预防贫血应从新生儿做起，提倡母乳喂养，及时添加辅食，可在粥内、米糊内加蛋黄、鱼泥、猪肝泥、肉末等含铁较多并易于消化吸收的食物。要帮助婴幼儿养成良好的饮食习惯，合理搭配食物，尽量供给富有铁质、维生素C的食品及动物性食物。每日摄入的铁包括食物中所含的铁，每千克体重以1毫克为宜，每日总量不超过15毫克。对已患贫血的婴幼儿，可在医生的指导下用铁制剂治疗。

婴幼儿缺乏维生素A时有什么症状？

维生素A是脂溶性维生素，各种动物的肝、肾及鱼肝油、乳类中含量较丰富，红心白薯、胡萝卜、菠菜等蔬菜中含量也较多。其生理功能是保护眼睛及其他上皮组织，抵抗感染。饮食不当、消化系统疾病、低蛋白血症及某些重症疾病（如结核、麻疹、肺炎），常引起维生素A缺少，多见于婴幼儿。

维生素A缺乏主要会引起全身上皮组织角化增生，一般先见于眼，可以很快形成角膜软化，甚至穿孔，造成失明。婴幼儿首先出现夜盲、眨眼、畏光症状，然后角膜及结膜逐渐失去光泽，角膜及结膜的两侧因干燥而起褶，并形成结膜干燥斑。患儿皮肤可出现丘疹性角质损害，毛发干脆易脱落，指甲多纹而少光泽。由于呼吸道和泌尿道上皮增生和角化，可发生咳嗽，并易引起呼吸道感染和脓尿，从而导致婴幼儿体格发育迟缓。

预防措施主要在饮食方面充分供给维生素A，孕妇要多摄取富含维生素A的食物，婴儿要提倡母乳喂养。婴儿维生素A每日需要量为2000国际单位，幼儿为3000~4500国际单位。治疗维生素A缺乏要从消除病因和补充维生素A两方面着手。无论预防或治疗维生素A缺乏，都要严格掌握剂量，警惕过量而引起急性或慢性维生素A中毒。

佝偻病对儿童健康有哪些危害？

　　佝偻病是一种常见的儿童慢性营养缺乏病，主要是缺乏维生素D所致。佝偻病虽不直接威胁儿童的生命，但其危害却很大。例如，可使儿童生长发育障碍或营养不良；降低儿童体质，使之易感染各种疾病，促使病情危重或迁延；佝偻病儿神经兴奋性高，易并发手足搐搦症；重度病儿骨骼发育畸形，行动困难，易骨折。由于佝偻病在我国发病较广、危害大，故被我国卫生部列为重点防治的四大儿童疾病之一。

佝偻病有哪些症状？如何防治？

　　佝偻病患儿早期表现为好哭，睡觉不安稳，头上出汗，汗出多了头皮发痒就在枕头上来回蹭，把枕部头发磨掉了，形成枕秃。病情加重时头部可变大、变方，颅骨软化，肋骨与肋软骨相连接处膨大呈球形，形成串珠。肋骨下缘还会向外翘叫肋外翻，严重时可出现鸡胸、"O"形腿、"X"形腿。这时小儿变得体弱，出牙、站立、走路较晚，还经常患感冒、气管炎、肺炎，得了肺炎恢复也慢。

　　预防佝偻病需采取综合措施，提倡母乳喂养；合理添加辅食，多做户外活动，多晒太阳（太阳中紫外线照射到人体皮肤后，能产生抗佝偻病作用的维生素D）；药物预防，小儿从出生后2周开始即可补给维生素D，每月

5~10万单位。尤其在冬季户外活动少时，更应注意药物预防。

对已有佝偻病征象的患儿，要在医生的指导下给予维生素D和钙片治疗，纠正佝偻病患儿耗磷代谢紊乱，促使骨骼正常发育，防止病变进一步发展。

婴儿营养不良是怎样发生的？

婴儿时期营养不良的原因可归纳为以下几种：

（1）长期饮食不足，如母奶不足，又未增添适当的辅食，或人工喂养质与量均不够。

（2）没有充分的准备，仓促断奶。

（3）某些婴儿由于产伤、先天畸形（唇裂、颚裂等）、幽门痉挛或幽门狭窄而经常呕吐，喂哺困难。

（4）消化功能不全，经常发生腹泻，以及腹泻禁食过久。

（5）反复上呼吸道感染或患结核等慢性消耗性疾病。

（6）多胎、早产、多产等先天不足等。较重的营养不良多是由多种因素所致。

对于营养不良，预防较治疗更为重要。预防婴儿时期的消瘦，最妥当的办法就是母乳喂养，因为母乳既符合婴儿营养需要，又富含抗体，可以加强婴儿防病能力。如无母乳，可用牛、羊乳或豆浆做代乳品，还要按时添加辅食，即使母乳喂养也应按其年龄于断奶前将各种辅食逐一加入。患胃肠道疾病应积极治疗原发病，但不要禁食。婴儿腹泻在治愈后，应每晚多加一次饮食，以补充疾病消耗所致的营养不足。

婴儿常趴着睡影响健康吗？

有的婴儿睡觉的时候总喜欢趴着睡，每次给婴儿翻身纠正睡姿，谁知几分钟后，婴儿又变回趴着睡。趴着睡，会影响婴儿的健康吗？其实婴儿趴着睡有一定的好处，比如能提高婴儿的睡眠质量，趴着睡的婴儿睡眠时间较长，睡眠质量较高，觉醒的次数和时间减少，而且能预防婴儿误吸呕吐物。

婴儿趴着睡更有利于肢体锻炼，从婴儿能抬头到两腕支撑抬头，可以增强腕、臂和项背等肌肉的力量。同时，婴儿趴着睡，胸廓受压，床的反作用力也可以促进心肺的发育。

虽然婴儿趴着好处多，但也要注意避免因趴着睡引起的窒息，因为婴儿的颈部力量有限，在不会自如地转头或翻身时，口鼻容易被枕头、毛巾等堵住，造成窒息。因此，4个月以下的小婴儿或抬头发育落后的婴儿尽量避免趴着睡。

如何在早期发现先天性髋关节脱位？

　　人体下肢和躯干相连的关节叫髋关节，它是由股骨头和骨盆两侧的凹陷部分即髋臼构成的。由于发育不良等原因，股骨头从髋臼里脱出，叫先天性髋关节脱位。患儿初生时或生后不久即出现症状，女孩患此病的概率比男孩高5倍。由于本病治疗越早效果越好，且方法越简单，所以早期发现尤为重要。新生儿或婴儿凡有下述现象之一者，应怀疑有先天性髋关节脱位的可能。

　　（1）双腿长短不一，皮肤皱褶，特别是臀部皮纹不对称，患侧升高或多一条。此外，患侧大腿与小腿不相称，大腿短而粗，小腿细而长。

　　（2）孩子平卧，双下肢并拢同时屈膝屈髋，且双足平放时，两膝高低不一。正常孩子平卧时，屈膝屈髋后，将双下肢同时向外展开，膝的外侧面可以触及床面。有髋脱位时，有一侧或两侧膝外侧面不能触及床面（外展受限），或膝外侧面快要抵达床面时，检查者可感到有"咯噔"一声的弹跳感，然后膝的外侧面才能触及床面。一旦发现以上情况，应及时去医院诊治。治疗方法有吊带复位法、支架固定法、蛙式石膏固定法，医生会根据患儿的月龄及脱位程度选择具体的治疗方法。1岁半以上的严重患儿常需手术治疗。

在使用支架或石膏固定后，家属要经常检查患儿双下肢颜色以及是否引起疼痛，以防固定过紧影响下肢血液循环，防止石膏断裂变形，并应按时到医院复查及更换石膏。

如何预防意外伤害？

　　婴儿期是儿童意外伤害的高危时期，这一时期的孩子意外伤害多见烫伤、窒息、煤气中毒等。

❶ 烫伤的预防

　　烫伤常发生在洗澡时或用热水袋（瓶）取暖时。

　　（1）尽量把开水、热水放在远离孩子的地方。

　　（2）给孩子洗澡时，事先兑好温水再给孩子洗澡。

　　（3）用热水袋或热水瓶取暖时，装热水的器具盖子要盖好，避免热水流出烫伤孩子；或用毛巾把取热器具包好，避免直接烫伤孩子。使用电热毯时，要经常注意是否有破损，以免电伤孩子。

❷ 窒息的预防

在睡觉哺乳时，乳母应避免因疲劳睡着，孩子被乳房、被子、妈妈身体其他部位堵住了口鼻造成窒息。建议孩子睡觉时侧卧。要注意避免孩子被枕边的塑料布、被褥等生活用品堵住嘴鼻而窒息。

❸ 煤气中毒的预防

（1）慎重选择取暖方式，尽量不用燃炭取火。

（2）用炭取暖时，注意孩子房间的门窗不要关得太严，并检查烟囱的烟道是否畅通，避免一氧化碳浓度过高造成中毒。用木炭盆取暖则要注意通风换气。

常见窒息原因及处理方法是什么?

  人体特别是婴幼儿对缺氧的耐受性是极其有限度的，窒息超过15分钟就会引起神经系统不可逆损伤，大量神经元死亡，伴随着多灶性脑组织坏死、脑水肿、脑肿胀、颅内压增高、颅内出血等。主要后遗症有智力低下或运动障碍，严重时甚至死亡。常见窒息原因及处理方法有以下几个：

❶ 疾病因素

  如喉炎、呼吸肌肉麻痹等。严重者会出现呼吸困难、口唇或全身青紫，此时应及时去医院诊治。

❷ 异物

  孩子边吃边玩时很容易突然发生咳嗽、呼吸困难、唇面部青紫等，这种表现可能是吸入异物所致。这时家长应冷静沉着，及时处理：将孩子放在抢救者的膝上，取头低位，拍打孩子背部，以使异物松动脱落，易于咯出；大孩子应取站位或坐位，操作者站在孩子背后，双手抱住其上腹部，左手握拳，右手放在左拳上向内向上，有节奏地使劲推压，使肺内气流将异物冲出。与此同时，应尽快送孩子去医院。

❸ 中毒

如氰化物中毒、苦杏仁中毒、腌菜等所致亚硝酸盐中毒，这时应将孩子立即送医院抢救;如为煤气中毒，则要立即开窗通风，尽快关闭煤气阀门。如果中毒后意识不清，也应立即将孩子转移到空气清新的地方，让孩子侧卧或者头偏向一侧，松开衣领，清除口鼻分泌物和呕吐物，保持气道畅通。此时不要喂水、喂药，以免误吸。如果孩子发生抽搐，要紧急送医或拨打120急救电话。如果孩子没有呼吸和心跳，应立即拨打120急救电话，同时进行胸外心脏按压和口对口人工呼吸。

❹ 乳房、衣被堵住口鼻

妈妈躺着喂奶极易堵住孩子口鼻。此外，衣被堵住孩子口鼻、导致窒息的事故也时有发生。因此，妈妈不宜躺着喂奶，并注意清除枕边衣物，以防止衣服、被褥盖住孩子口鼻，否则，一旦发生窒息，难以抢救。

婴儿在家中坠床如何紧急处理？

坠床后，如果婴儿只是哭闹，四肢活动正常，无明显出血情况，可能伤势不是太重，只是受到惊吓。这时可给予婴儿足够的安抚，让婴儿安静入睡。但要注意婴儿的吃喝及反应情况。如果睡得太久，或者出现不吃、不喝，或反应差，或频繁呕吐等情况，则要警惕颅内出血的发生。

如果婴儿跌落后剧烈哭闹或失去意识，且手脚不能活动，需要怀疑是否是颈椎受到伤害或脑震荡及颅内出血。无论是骨折还是颈椎受伤，都应该立刻将受伤部位固定，不要移动。如果家人不会固定受伤部分，必须等急救人员来操作，以免因为处理不当而造成更严重的伤害。

婴儿掉下床后如果发生流血的状况，可先进行止血处理，最简单有效的就是直接加压止血法。可拿一块干净的纱布放在伤口上直接加压，直到出血停止。如果婴儿流鼻血，可以用手压住其鼻子上方（鼻根的地方）以帮助止血，但不要把他的头仰起，以免血液返流到胃部引起刺激性呕吐。

　　最有效的办法还是要预防坠床。注意要做好以下几点：

　　（1）将婴儿床装上护栏，以避免婴儿跌落。同时，护栏的间隔距离必须小于10厘米，避免婴儿头部被卡住的危险。

　　（2）给床边的地板铺上软垫，这样万一婴儿不小心掉下床，也不会直接撞在地板上。

　　（3）婴儿床不宜放在有高度落差的地板边缘，否则万一婴儿不小心摔下床，可能会继续滚落到较低的地板上，再一次受到伤害。

烫伤了怎么办？

烫伤为1~4岁孩子常见伤害，尤以夏季为多。孩子烫伤多因家长疏于监护或对热源管理不善所造成的。比如孩子常打翻盛有开水或热汤的暖瓶、杯碗或水壶，接触高温蒸气或滚烫的油、粥等均可造成烫伤。

（1）如小面积烫伤，皮肤未破，立即用自来水冲洗或伤处浸泡在冷水中约半小时，待疼痛缓解后去医院治疗。

（2）管好热源，把暖水瓶、开水壶放在孩子抓不着或不易接触的地方，提开水时严防孩子冲撞或提把断脱，洗澡时应先放凉水后放热水，以免孩子误入热水中烫伤。

哪些情况会影响婴儿的生长？

❶ 过度喂养

有的妈妈总担心婴儿吃不饱，喂奶的时候总想多喂两口，还有的妈妈一听到婴儿哭闹，就习惯性地用喂奶的方式来安抚他的情绪。这样做很容易导致过度喂养。婴儿肠胃功能脆弱，消化能力有限，长期这样下来，易引发消化不良，进而影响婴儿的生长。

❷ 肚子受凉

婴儿肠胃功能发育不完善，非常脆弱，一旦肚子受凉，易损伤肠胃健康，引发腹泻、消化不良等情况。平时一定要做好婴儿腹部的保暖工作，即便是天气再热，也不能给他穿露脐装或让他光着身子。

❸ 辅食添加不当

　　婴儿到了6个月左右，应适当添加辅食，但如果过多地补充高蛋白、高营养的食物，易导致婴儿肠胃消化能力差，再加上刚刚接触辅食有些不适应，这样做很可能会出现消化不良从而影响婴儿的生长。

婴儿到底怕冷还是怕热？

其实对于刚生下来的婴儿，不能绝对地说他们到底怕热还是怕冷，因为他们自身的温度调节系统还不完善，而且婴儿的月龄比较小，即便是冷了或者热了他们自己也不会说，因此相较于我们成年人来说，同样的温度，婴儿可以多穿一层。比如现在炎热的夏季，早晚的温差还是有点大，这时候可以给婴儿早上穿一件薄外套，而在冬天的时候，一定要时刻感知婴儿是不是冷了；同样的方法，如果在比较寒冷的条件下，可以给婴儿多穿一件外套，等到温度比较合适的时候，再将婴儿的外套脱下来就好。俗话说："要想小儿安，三分饥与寒。"也就是说宁愿给婴儿穿得少一点，哪怕还是冷一点，也不要让婴儿热了，即便是让婴儿饿一点，也不要让婴儿吃得过饱而出现积食和腹胀的情况。家长可以通过摸婴儿的颈部的方法来了解婴儿的穿着是否合适。如果婴儿的颈部温度正合适，就说明穿得正好；如果婴儿的颈部感觉凉了，就说明婴儿有点冷；如果婴儿的颈部有汗液，就说明婴儿热了。

婴儿发生腹痛怎么办？

年龄较大的儿童腹痛时，可以根据他们自己的诉说来决定。婴儿还不会说话，必须仔细观察，断定其有无腹痛。婴儿腹痛时，一般会发生阵发性啼哭，哭声尖锐，绵延不绝，可达数小时之久，并有面部潮红、略带青紫，腹部膨胀而紧张，下肢向上弯曲，两手握拳，肘部弯曲、紧贴躯干等现象。如果用手按摩婴儿腹部，有时停哭，有时哭得更厉害，两种情况都可考虑婴儿有腹痛。

婴儿发生腹痛在没弄清原因前，应该注意做到以下三点：

（1）暂时不要吃东西，因为食物进到胃肠里，既增加胃肠的负担，又增强它的蠕动，使腹痛加重，尤其是患急性肠梗阻的婴儿，应绝对禁止吃东西。

（2）不要乱用镇痛药，因镇痛药可掩盖患儿疼痛感觉，造成医生诊断疾病的困难而延误治疗。

（3）应及时找医生诊治。

如何预防婴儿患尿布疹？

尿布疹又叫红臀，常见于新生儿及小婴儿。由于婴儿大小便之后，没有及时更换尿布，或使用橡皮、塑料等不吸水、不透气的尿布，以致大、小便长期浸渍臀部，引起皮炎；也有的是给婴儿洗臀部时，没有把肥皂水洗干净，刺激皮肤而引起的。

防治的重点是勤洗臀部，勤换尿布。粗糙尿布会刺激皮肤，最好用细软的旧棉布做尿布。换尿布后，最好用已熬熟的植物油轻轻擦拭臀部。如果已发生尿布疹，可根据不同情况处理，渗液多时，可用药水湿敷；若皮肤糜乱严重，可用白炽灯照射（要防止过热烫伤）。渗液干后，用炉甘石洗剂外涂，恢复期用氧化锌软膏外涂；化脓时用抗生素软膏外涂。

小儿发生惊厥怎么办？

惊厥又称抽筋、抽风或惊风，是小儿常见急症。

小儿惊厥发作多数很突然，伴有或不伴有发热，一般表现为意识突然丧失，两眼固定，眼球斜视或向上翻，呼吸屏住，面色由红转白而青，很快全身抽动，两拳紧握，头向后仰，四肢不停地抽动或强直，喘气不匀，喉头痰声咕咕作响，脉细速而微弱，头部出冷汗，惊厥停止后可出现全身疲乏无力、嗜睡等现象，神智逐渐恢复。惊厥可一次或多次发作，每次发作时间长短不定，短则数秒钟，长则可达数十分钟。惊厥持续时间过长，可因缺氧及原发病影响，产生脑水肿及脑细胞受损而危及生命。

小儿发生惊厥时，家长应当镇静，将患儿置于床上，头偏向一侧，防止痰吸入气管；不要随便在小儿口中放置压舌板或牙刷柄，指压人中穴止痉更不可取，应待小儿惊厥消失后送入医院，请医生诊治。

哪些疾病可引起小儿尿频？

　　小儿一般出生12小时以后就开始排尿。出生后头几天内，每日约4~5次，6~10天可达20~25次。排尿次数与膀胱容积及尿量有密切关系。小儿尿量按体重比计算比成人多3~4倍（成人每昼夜排尿量为1000~1800毫升）。小儿尿量受摄入水量、饮食、天气、运动、精神等影响很大。小儿排尿次数过多，超过正常范围叫尿频。

　　引起小儿尿频常见的疾病有尿道炎、膀胱炎、阴道炎、包皮炎、肾盂肾炎、膀胱结核等，表现为小儿排尿次数过多，而尿量总量并不增加，同时伴有尿痛及排尿困难等现象，有时小儿蛲虫病也可引起尿频。凡遇排尿次数过频，用正常情况不能解释的，均应请医生查明原因。

流行性腮腺炎有何危害？

流行性腮腺炎，俗称痄腮或抱耳风，是由腮腺炎病毒引起的急性呼吸道传染病，以非化脓性炎性肿胀为特点。本病全年均可发生，以冬春季为多见，大多发生于学龄前或学龄儿童。因其传染性强，故常在集体儿童中流行，病毒由唾液飞沫传播，感染后经2~3周的潜伏期可以发病，一次感染可获得终身免疫。

腮腺炎发病较急，表现为高热、头痛、全身不适，重者可有寒战、恶心、呕吐，1~2天后一侧或双侧腮腺肿大，位置以耳垂为中心，表面不红不肿，边界不清，有轻至中度压痛，一般经3~5天热退，腮腺肿渐消，病程共约7~12天可自然痊愈。无并发症者预后良好，有并发症者，如并发脑膜炎、胰腺炎者可危及生命，并发睾丸炎、卵巢炎者可影响以后的生育。

本病防治重点在于早诊断、早治疗，防止并发症发生，隔离患者，切断传染源及传播途径，按时接种疫苗，增强人群机体免疫力。

怎样预防传染病？

　　传染病能在人群中流行、传播有三个基本环节，即传染源、传播途径和易感人群，缺少任何一个环节都不会发生新的传染。

　　传染源，就是患传染病的人或带菌者。传播途径，是指病原体从传染源排出后，经过一定方式再侵入其他易感者所经过的途径，多种传染病的传播途径是不同的，同一种传染病也可有几种传染途径，如空气传播、水传播、食物传播、接触传播、虫媒传播、土壤传播等。易感人群是指对某种传染病缺乏免疫力、容易受感染的人。

　　要预防传染病，就要针对造成传染病流行的三个环节采取措施。

❶ 控制传染源

对患传染病的人，必须早发现、早确诊、早隔离、早治疗，才能制止传染病的继续蔓延和使患者早日恢复健康。对密切接触传染源的易感儿，应该进行医学观察、检疫或隔离，同时进行预防接种。

❷ 切断传播途径

对肠道传染病，应着重搞好个人卫生，养成良好的卫生习惯；饭前便后洗手，不喝生水，不吃腐败变质的食物，不随地便溺，不生吃瓜果，蔬菜要洗净。加强对饮食、食品加工的卫生管理，改善环境卫生，牢牢把住"病从口入"这一关，才能控制或降低肠道传染病的发病率。对呼吸道传染病，要做到居室经常开窗通风换气，以保持空气新鲜；衣、被要经常晾晒；每天用淡盐水漱口；在有呼吸道传染病流行的季节和地区，不带儿童去公共场所，更不要带儿童到有病人的家里去串门。

　　根据各种传染病的流行季节，进行预防接种。预防接种要在传染病流行前1~2月进行完毕，使易感儿在传染病流行时已产生足够的免疫力。对病人周围的接触者进行检疫，以便早期发现病人，及时隔离。对某些传染病（如流脑、麻渗、肝炎等）的接触者，可用药物预防或被动免疫（注射胎盘球蛋白或丙种球蛋白）。

婴儿睡觉时频繁扭动并发出痛苦的"嗯嗯"声该怎么办？

　　这种现象是肠胀气导致的。婴儿肠胀气是一种很常见的现象，一般在婴儿出生3~4个月后就会消失。发生这种现象的原因主要是由于婴儿的肠胃功能发育不完善，或者因进食过快，或者随着食量的增加，肠胃蠕动缓慢导致的；也有的与妈妈的哺乳姿势不对，婴儿吞入较多空气，妈妈吃了过多的、不易消化的食物有关。

　　发生肠胀气要注意以下几点：

　　（1）在母乳喂养时应尽量让婴儿含住乳头和乳晕，吃奶粉的婴儿，奶瓶及奶嘴的选择要符合婴儿的月龄，这样可以减少婴儿吞进过多的空气。婴儿吃完奶后一定要给他拍背，直到他打嗝为止。

　　（2）妈妈要少吃，最好不吃乳制品等容易产生胀气的食物。

（3）奶急的妈妈，可以采用半躺式喂奶，减少进入婴儿肚子里的空气。

（4）可以给婴儿飞机抱，即让他趴在你的手臂上，这样可以排除婴儿胃里面的空气。

（5）可以帮婴儿顺时针按摩肚子，或者帮助婴儿做排气操以促进肠蠕动。

在医生的建议下，给婴儿适当吃点益生菌，以促进消化。

小儿肥胖症也是病吗？

是的。小儿肥胖症的主要原因为过食，进食量超过消耗量，故剩余的热能物质转化为脂肪而聚积于体内。其病因常伴随下列一种或几种情况发生：

（1）父母肥胖者，子女常有同样趋势，此系体质遗传，此种家庭多习惯食油腻食品，自幼养成过食习惯，日久可发生肥胖现象，故环境影响实为主导因素。

（2）内分泌失常，某些内分泌疾病如患甲状腺、脑垂体、肾上腺疾病时常伴有肥胖现象。

（3）神经系统疾病，如患脑炎之后或下丘脑下疾患，亦可引起脂质聚积过多。

（4）缺乏运动。

治疗肥胖症首先应当限制饮食。调节饮食的原则是在保证患儿生长发育基本需要而又不使患儿遭受饥饿痛苦的原则下安排食谱。经专家研究，这类患儿的食品应以蔬菜（如芹菜、萝卜）、水果、米饭、麦食为主，外加适当的豆腐、豆类、瘦肉、鱼及鸡蛋，使体重逐渐下降至超过该年龄正常体重的10%时，即可不须再严格限制。其次，应增加运动及体格锻炼，但不宜进行剧烈运动，否则将使食欲大增，无法控制饮食。此外，内分泌异常的小儿应到医院诊断，针对病因进行治疗。

小儿常见的皮疹有哪些？

皮疹是儿科临床常见的症状，也是许多小儿疾病的特征。

皮疹的种类很多，其形态、大小不一，分布部位、出现顺序和出现日期在不同的疾病上有不同的体现，同一种皮疹也可见于不同疾病，而同一种疾病又可出现不同的皮疹。

常见的皮疹有斑疹（疹红，但不高出皮肤）、丘疹（突出于皮肤表面）、斑丘疹（斑、丘同时存在）、结节性红斑（突出于皮肤，摸之较硬）、疱疹（突出于皮肤的清亮或混浊的水疱）、紫癜（为血管中血液流出血管瘀积于皮下组织之鲜红或暗红色斑点、斑块，压不退色）等。上述皮疹常常为儿科临床诊断的一个重要线索，尤其是对于某些出疹性传染病的诊断有特殊价值，故应仔细观察。但单纯依靠皮疹做诊断，必将出现误诊，应结合病史及其他症状、体征进行综合分析，才能做出正确的诊断。